Ausdauertrainingsplanung unter Berücksichtigung des Makro- und Mesozyklus

Bibliografische Information der Deutschen Nationalbibliothek:

Die Deutsche Nationalbibliothek verzeichnet diese Publikation in der
Deutschen Nationalbibliografie; detaillierte bibliografische Daten sind
im Internet über http://dnb.d-nb.de abrufbar.

ISBN: 9783346543462
Dieses Buch ist auch als E-Book erhältlich.

© GRIN Publishing GmbH
Nymphenburger Straße 86
80636 München

Druck und Bindung: Books on Demand GmbH, Norderstedt Germany
Gedruckt auf säurefreiem Papier aus verantwortungsvollen Quellen

Das Buch bei GRIN: https://www.grin.com/document/1151345

Deutsche Hochschule für
Prävention und Gesundheitsmanagement
Hermann Neuberger Sportschule 3
66123 Saarbrücken

Einsendeaufgabe

Fachmodul:	Trainingslehre 2
Studiengang:	Bachelor of Arts Gesundheitsmanagement
Datum Präsenzphase:	28.10.2019-30.10.2019
Studienort:	**Frankfurt am Main**
Semester:	**WS 2018**

Inhaltsverzeichnis

1 Diagnose

1.1 Allgemeine und Biometrische Daten

Zu Beginn der Trainingsplanung werden in einem Eingangsgespräch alle wichtigen Daten festgestellt und in der nachfolgenden Tabelle dargestellt. Diese Daten dienen dazu einen Überblick zu erhalten über den Trainingszustand des Kunden. Aufgrund der Daten wird dem Kunden ein individueller Trainingsplan erstellt, um sein angestrebtes Ziel zu erreichen.

Tabelle 1: Allgemeine Daten:

Allgemeine Daten	
Alter	20 Jahre
Geschlecht	Männlich
Körpergröße (cm)	184 cm
Körpergewicht (kg)	96 kg
Trainingsmotive	• Gewichtsreduktion • Verbesserte Ausdauer und damit eine höhere Leistungsfähigkeit • Reduzierung der Rückenschmerzen (Rückenschmerzen aufgrund mangelnder Bewegung) • Möchte fitter werden
Berufliche Tätigkeit	• Ausbildung zum Speditions- und Logistikkaufmann • 35 Stunden/Woche • Überwiegend sitzend im Büro und in der Berufsschule
Frühere Sportliche Aktivitäten (inkl. Leistungsstufe & Leistungsumfang)	• Fußball im Verein; zweimal die Woche & Spiele am Wochenende; Leistungsstufe: intensiv • Tischtennis im Verein; zweimal pro Woche; Leistungsstufe: intensiv
Aktuelle Sportliche Aktivitäten (inkl. Leistungsstufe & Leistungsumfang)	• Fitnessstudio; einmal pro Woche; Leistungsstufe: mittelmäßige Anstrengung
Zeitlicher Verfügungsrahmen	Zwei Mal pro Woche mit jeweils 60 Min. als Trainingseinheit

Tabelle 2 zeigt die biometrischen Daten des Kunden. Der Ruhepuls wurde mit einer Pulsuhr ermittelt. Die Messungen erfolgten am frühen Morgen.

Tabelle 2: Biometrische Daten

Biometrische Kundendaten	Normwerte	Bewertung
Blutdruck	147/89 mmHg Messung mit vollautomatischem Blutdruckmessgerät	Optimal <120/80 mmHg. Klassifiziert nach der American Heart Asso-ciation (siehe Tabelle 4)	Der systolische Wert ist mit 147 in eine leichte Hypertonie einzustufen. Der diastolische Wert ist mit 89 Hochnormal. Der Kunde sollte mit dem Training beginnen, jedoch vorsichtshalber auch Rücksprache mit dem Arzt halten
Ruhepuls	62 Schläge pro Minute	60-80 Schläge pro Minute (Weinecke, 2003)	Optimal
BMI	28	Optimal 25-29,9 klassifiziert nach der WHO (siehe Tabelle 5)	Der Kunde hat Übergewicht

In der Tabelle 3 werden nochmal die Daten des allgemeinen Gesundheitszustandes des Kunden festgehalten.

Tabelle 3: Allgemeiner Gesundheitszustand

Allgemeiner Gesundheitszustand	
Orthopädische Probleme	Rückenschmerzen (wegen vielem sitzen)
Internistische Probleme	Keine (Übergewicht wurde erst bei der Eingangsanalyse festgestellt. Kunde war sich dessen nicht so bewusst und deshalb auch nicht beim Arzt. Ebenso mit dem Blutdruck)
Ärztliche Behandlung	Keine
Einnahme von Medikamenten	Keine

4

Sonstige gesundheitliche Einschränkungen	Bei intensivem laufen (vor allem Bergauf) wird der Fuß taub und schmerzt, die Wade tut weh und man kann diese nicht mehr ohne Schmerzen anspannen.
Raucher	Nein

Tabelle 4: Blutdruckklassifikation, klassifiziert durch die American Heart Association

Kategorie	Systolisch		Diastolisch
Optimal	<120	und	<80
Normal	120-129	und/oder	80-84
Hochnormal	130-139	und/oder	85-89
Bluthochdruck Grad 1	140-159	und/oder	90-99
Bluthochdruck Grad 2	160-179	und/oder	100-109
Bluthochdruck Grad 3	≥180	und/oder	≥110

Tabelle 5: BMI – Einteilung nach der Weltgesundheitsorganisation

Klassifikation	Mann	Frau
Starkes Untergewicht	< 16.0	< 15.0
mäßiges Untergewicht	16,0–16,9	15.0-15.9
Leichtes Untergewicht	17,0–18,4	16.0-17.4
Normalgewicht	18,5–24,9	17.5-23.9
Übergewicht (Präadipositas)	25,0–29.9	24.0-28.9
Adipositas (Fettleibigkeit) Grad I	30,0–34,9	29.0-33.9
Adipositas Grad II	35,0–39,9	34.0-38.9
Adipositas Grad III	≥ 40,0	≥ 39

© Gewichtstabellen.com   Datenquelle: WHO

1.2 Leistungsdiagnostik/Ausdauertraining

1.2.1 Begründung für die ausgewählte Test Form

Für eine gezielte Trainingsplanung ist ein vorheriger Ausdauertest notwendig, um die Leistungsfähigkeit des Kunden festzustellen und anhand dessen das Training aufzubauen. Der Test wird jeweils zu Beginn eines Trainingszyklus sowie danach als Re-Test durchgeführt, um einen Vergleich der Leistungssteigerung zu bekommen. Als Testverfahren wird das Belastungsschema nach Hollmann & Venrath auf dem Fahrradergometer gewählt. Das Ausdauergerät wurde gewählt, weil zum einen eine geringe Verletzungsgefahr besteht und zum anderen ist eine gute Dosierung und Einstellung möglich. Das Bedienen des Fahrradergometers stellt keine große Herausforderung dar. Zudem wurde im Eingangsgespräch erörtert, dass der Kunde gerne Fahrrad fährt. Die Hollmann & Venrath Testung wurde gewählt, da der Kunde bereits einmal die Woche ins Fitnessstudio geht und 10 Minuten Fahrradergometer fährt. Zudem ist er noch relativ fit von seinen früheren sportlichen Aktivitäten. Da die Zielgruppe des Testes durchschnittlich bis gut trainierte und auch normale, leistungsfähige Männer anspricht, wurde dieses Testverfahren gewählt. Der Kunde erhält eine Voreinstufung über den IPN-Test. Wie in Tabelle 7 dargestellt, wäre der Kunde mit 20 Jahren und einer Ruheherzfrequenz bei einer maximalen Herzfrequenz von 145 S/min einzuteilen. Er erhält keinen Aufschlag, da er weniger als eine Stunde Ausdauertraining in der Woche macht.

1.2.2 Darstellung des Testverlaufs

Tabelle 6: Testrelevante Kundenparameter

Testrelevante Kundenparameter			
Geschlecht	Männlich	Alter	20 Jahre
Testform	Stufentest, Submaximal	Gewicht	96 kg
Eingangsbelastung	30 Watt	Pulsobergrenze	145 S/min
Stufendauer	3 min.	Ruhepuls	62 Schläge pro Minute
Belastungssteigerung	40 Watt	Blutdruck	147/89 mmHg
Trittfrequenz	60-80 U/min	Abbruchgrenze	145 S/min ohne Aufschlag (IPN Voreinstufung)

Tabelle 7: Voreinstufung für den IPN-Test: Definition des Ziel-/Abbruchskriterium

1. Schritt: Voreinstufung nach Ruheherzfrequenz und Lebensalter

RHF/Alter	< 20	20-29	30-39	40-49	50-59	60-69	≥ 70
< 50	140	135	130	125	115	110	105
50-59	145	140	135	125	120	115	110
60-69	145	145	135	130	125	120	115
70-79	150	145	140	135	130	125	120
80-89	155	150	145	140	135	125	125
≥ 90	160	155	150	145	135	130	125

2. Schritt: Voreinstufung unter zusätzlicher Berücksichtigung der Trainingshäufigkeit (ausdauerrelevante Aktivitäten)

Sporttyp	Mindesthäufigkeit / Woche (Einheiten)	Stunden/ Woche	Aufschlag
überhaupt kein Ausdauertraining	-	-	-
wenig Ausdauertraining	1-2 mal	≤ 1 Stunde	-
moderat Ausdauertraining	2-3 mal	1-2 Stunden	plus 5
viel Ausdauertraining	3-4 mal	2-4 Stunden	plus 10
sehr viel Ausdauertraining	> 4 mal	> 4 Stunden	plus 15

Tabelle 2: Voreinstufung für den IPN-Test®: Definition des Ziel-/Abbruchkriteriums

Tabelle 8: Testprotokoll des Hollmann & Venrath Tests

Stufe	Zeit in min	Belastung in Watt	Herzfrequenz	Bewertung
1	1-3	30	88	Voll ausgefahren
2	3-6	70	107	Voll ausgefahren
3	6-8	110	117	Voll ausgefahren
4	8-10	150	136	Voll ausgefahren
5	10-12	190	148	Voll ausgefahren

Tabelle 9: Werte des Hollmann & Venrath Tests

Startpuls	88
Endpuls	148
Puls nach dem Cooldown (3 min)	100

Abbildung 1: Eigene Darstellung des Testverlaufs des Hollmann & Venrath Tests

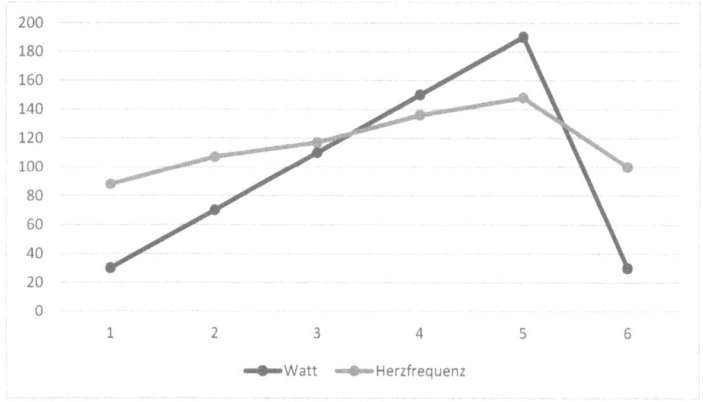

Die Abbildung zeigt in blau die gefahrene Watt Zahl und in Rot die Herzfrequenz. In der X-Achse kann man die Stufeneinteilung sehen. In der Y-Achse wurde eine Zahleneinteilung von 20er Schritten gewählt. Die Herzfrequenz startet bei 88 S/min und hat ihren Höhepunkt bei 190 Watt mit 148 S/min. nach einem drei Minuten Cool-Down sinkt die Herzfrequenz auf 100 S/min.

1.2.3   Bewertung des Testergebnisses

Der Kunde startet den Testdurchlauf mit einer Belastung von 30 Watt am Anfang. Seine Herzfrequenz liegt zu diesem Zeitpunkt bei 88 Schlägen pro Minute. Jede drei Minuten wird die Watt Zahl um 40 Watt gesteigert. Am Ende kommt der Kunde auf eine Watt Zahl von 190 Watt und kann diese auch vollends bis zum Ende der drei Minuten durchfahren. Am Ende des Testes erreicht der Kunde eine Herzfrequenz von 148 Schlägen pro Minute. Somit wird die Abbruchsfrequenz von 145 Schlägen pro Minute um 3 Schläge überschritten. Dennoch wird der Test zu Ende gemacht, da es nur drei Schläge zu viel sind und die Herzfrequenz erst in der letzten Minute also bei 12 Minuten und 11 Sekunden auf 148 gestiegen ist. Als Testgröße wird die Wattleistung verwendet, der zuletzt vollständig durchgefahrenen Belastungsstufe, in dem Fall sind es 190 Watt. Die ermittelte Wattleistung wird nun nach der IPN-Formel durch das Körpergewicht des Kunden geteilt (190 Watt/96 kg = 1,97). Dieser Wert wird nun mit den Normwerten für Männer nach den IPN Werten verwendet (vgl. Tabelle 10). Unter der Einteilung der unter 30-Jährigen wird nach der Zahl 1,97 (relative Watt-Soll-Leistung) geschaut. Laut Tabelle 10 liegt der Belastungsfaktor dann bei 0,59. Demnach ergibt sich für den Kunden eine relativ schlechte Ausdauer (nach IPN, 2004, S.8). Er ist laut Tabelle noch einen Belastungsfaktor drunter bevor er eine durchschnittliche Ausdauer hätte. Für die Trainingsplanung sollte berücksichtigt werden, dass der Kunde nicht überlastet wird. Die Grundlagenausdauer muss erstmal aufgebaut werden.

Tabelle 10: Normwertetabelle für Männer nach IPN

Männer

Faktor/Alter	< 30	30-34	35-39	40-44	45-49	50-54	55-59	ab 60	Bewertung
0,50	1,45	1,38	1,31	1,23	1,16	1,09	1,02	0,94	- -
0,51	1,50	1,43	1,35	1,28	1,20	1,13	1,05	0,98	- -
0,52	1,55	1,47	1,40	1,32	1,24	1,16	1,09	1,01	- -
0,53	1,60	1,52	1,44	1,36	1,28	1,20	1,12	1,04	- -
0,54	1,65	1,57	1,49	1,40	1,32	1,24	1,16	1,07	- -
0,55	1,70	1,62	1,53	1,45	1,36	1,28	1,19	1,11	-
0,56	1,75	1,66	1,58	1,49	1,40	1,31	1,23	1,14	-
0,57	1,80	1,71	1,62	1,53	1,44	1,35	1,26	1,17	-
0,58	1,85	1,76	1,67	1,57	1,48	1,39	1,30	1,20	-
0,59	1,90	1,81	1,71	1,62	1,52	1,43	1,33	1,24	-
0,60	2,00	1,90	1,80	1,70	1,60	1,50	1,40	1,30	Ø
0,61	2,20	2,09	1,98	1,87	1,76	1,65	1,54	1,43	Ø
0,62	2,40	2,28	2,16	2,04	1,92	1,80	1,68	1,56	Ø
0,63	2,60	2,47	2,34	2,21	2,08	1,95	1,82	1,69	+
0,64	2,80	2,66	2,52	2,38	2,24	2,10	1,96	1,82	+
0,65	3,00	2,85	2,70	2,55	2,40	2,25	2,10	1,95	+
0,66	3,20	3,04	2,88	2,72	2,56	2,40	2,24	2,08	+ +
0,67	3,40	3,23	3,06	2,89	2,72	2,55	2,38	2,21	+ +
0,68	3,60	3,42	3,24	3,06	2,88	2,70	2,52	2,34	+ +
0,69	3,80	3,61	3,42	3,23	3,04	2,85	2,66	2,47	+ +
0,70	4,00	3,80	3,60	3,40	3,20	3,00	2,80	2,60	+ +

1.3 Gesundheits- und Leistungsstatus der Person

Aufgrund des Ausdauertestergebnisses ist ein aerobes Ausdauertraining unbedenklich für den Kunden. Dennoch sollte er nicht überfordert werden und langsam an das Training herangeführt werden. Der Kunde hat laut Tabelle 10 eine nicht so gute Ausdauerfähigkeit. Wie in der Eingangsanalyse bereits besprochen, hat der Kunde Übergewicht und auch erhöhten Blutdruck. Der Wunsch des Kunden war sein Körpergewicht zu reduzieren und fitter zu werden. Auch aus gesundheitlicher Sichtweise wäre es wichtig, Gewicht zu reduzieren und den Blutdruck zu senken. Durch das Übergewicht leidet der Kunde bereits an verschiedenen körperlichen Beschwerden wie Kurzatmigkeit, schnelle Ermüdung und Wirbelsäulenschmerzen (Rückenschmerzen). Diese Symptome sind Folgen des Übergewichts (Benecke, Vogel, S.9).

9

2 Zielsetzung/Prognose

In dem Eingangsgespräch wurden bereits drei Ziele des Kunden ermittelt und festgehalten. In der folgenden Tabelle wird der Inhalt, das Ausmaß und die Zeit definiert.

Tabelle 11: Zieldefinition nach Inhalt, Ausmaß und Zeit

	1. Ziel	2. Ziel	3. Ziel
Inhalt	Gewichtsreduktion	Leistungsfähigkeit durch Aufbau und Entwicklung der Grundlagenausdauer steigern	Blutdruck senken
Ausmaß	Reduktion auf 86 kg. Damit hätte der Kunde einen BMI von 25.4.	Steigerung auf eine Ausdauerleistung von 45-60 Min. pro Training	Senkung in der Systole um 10 mmHg und in der Diastole um 5 mmHg
Zeit	5 Monate, wenn er pro Woche 500 Gramm abnimmt	4 Monate	4 Monate
Begründung	Der Kunde hat mit 96 kg Übergewicht. Er müsste um Normalgewichtig zu werden zwischen 64 und 83 kg liegen. Da man aber den Kunden am Anfang nicht überfordern will und auch nicht demotivieren möchte wurde eine Gewichtsreduktion um 10 kg angesetzt. Dafür bräuchte der Kunde ca. 5 Wochen wenn er pro Woche 500 Gramm Körpergewicht verliert. Da	Um die Leistungsfähigkeit zu steigern, muss erstmal die Grundlagenausdauer (G1) ausgebaut werden. Durch den Aufbau wird der Fettstoffwechsel aktiviert und das Herz-Kreislauf-System ökonomisiert. Zugleich erhöht sich die aerobe Leistungsfähigkeit des Kunden (Kettenis & Eifler, 2018, S.199). Bei einer Wattzahlsteigerung von 190 auf 200 Watt, verbessert sich	In vier Monaten ist es durchaus realistisch den Blutdruck um 5-10 mmHg zu senken. Dann ist der Kunde zwar immer noch im hochnormalen Bereich aber die Ziele müssen auch erreichbar sein und wenn er das Ausdauertraining regelmäßig fortsetzt und es auf drei bis viermal die Woche erhöht ist es möglich , den Blutdruck noch weiter zu senken (Landmesser, 2011)

es nur über das Aus- dauertraining nicht möglich sein wird, sollte der Kunde auch Kalorien bei seinen täglichen Mahlzeiten einsparen.	auch der Belastungs- faktor auf 2,0 und der Kunde kommt in den Bereich der durch- schnittlichen Ausdau- erfähigkeit.	

3 Trainingsplanung Mesozyklus

Im Ausdauersport sollte die Dauer eines Mesozyklus ca. 4-6 Wochen betragen. Der vorgese-
hene Mesozyklus für den Kunden erstreckt sich über 6 Wochen. Trainingsschwerpunkt sollte
vor allem der Aufbau der Grundlagenausdauer (GA1-Training) sein.

3.1 Grobplanung Mesozyklus

Tabelle 12: Eigene Darstellung der Grobplanung des Mesozyklus

Mesozyklus	
Dauer	6 Wochen
Trainingszielsetzung	• Gewichtsreduktion • Steigerung der Leistungsfähigkeit • Entwicklung der Grundlagenaus- dauer • Senkung des Blutdrucks
Wöchentlicher Gesamttrainingsumfang	2-3 Stunden pro Woche
Trainingsmethode	• Extensive Dauermethode • Variable Dauermethode
Belastungsintensität	45-65% HfReserve extensive Dauermethode 45-80% HfReserve variable Dauermethode
Trainingshäufigkeit pro Woche	2 Tage pro Woche
Trainingsdauer pro Trainingseinheit	30-60 Minuten
Ausdauergerät	Fahrrad, Crosstrainer

3.2 Detailplanung Mesozyklus

Zunächst muss die Trainingsherzfrequenz errechnet werden. Hierfür wurde das Verfahren nach der IPN-Formel verwendet. Grundlage ist die modifizierte Karvonen-Formel. Wie schon erwähnt, wird für den Kunden das Fahrrad und der Crosstrainer gewählt.

Formel Fahrrad: Thf Fahrrad = ((220-LA-HfRuhe)*BF+HfRuhe

Formel Crosstrainer: Thf Crosstrainer = ((220-3/4 LA-HfRuhe))*BF+HfRuhe

Somit ergibt sich für das Fahrrad eine Trainingsherzfrequenz von 143 S/min. Für den Crosstrainer ergibt sich eine Trainingsherzfrequenz von 146 S/min. Die Trainingsempfehlung liegt bei einem Belastungsfaktor von 0,5-0,6 bei Untrainierten. Somit ist der zuvor errechnete Belastungsfaktor von 0,59 im Normbereich.

Tabelle 13: Eigene Darstellung eines detaillierten 6-wöchigen Mesozyklus

Woche 1	Dienstag	Donnerstag	Woche 2	Dienstag	Donnerstag
Trainingsziel	Grundlagen-ausdauer GA1	Grundlagen-ausdauer GA1	Trainingsziel	Grundlagen-ausdauer GA1	Grundlagen-ausdauer GA1
Trainingsmethode	Extensive DM	Variable DM	Trainingsmethode	Extensive DM	Variable DM
Trainingsintensität	45-50% HfReserve	>4 min bei 45-50% HfReserve >4min bei 50-60% HfReserve	Trainingsintensität	45-50% HfReserve	>4 min bei 45-50% HfReserve >4min bei 50-60% HfReserve
Trainingsherzfrequenz	126-134 S/min	>124-131 S/min >131-148 S/min	Trainingsherzfrequenz	126-134 S/min	>124-131 S/min >131-148 S/min
Trainingsdauer	20 min	20 min	Trainingsdauer	25 min	25 min
Trainingsgerät	Crosstrainer	Fahrrad	Trainingsgerät	Crosstrainer	Fahrrad
Woche 3	Dienstag	Donnerstag	Woche 4	Dienstag	Donnerstag
Trainingsziel	Grundlagen-ausdauer GA1	Grundlagen-ausdauer GA1	Trainingsziel	Grundlagen-ausdauer GA1	Grundlagen-ausdauer GA1

Trainingsme-thode	Extensive DM	Variable DM	Trainingsme-thode	Extensive DM	Variable DM
Trainingsin-tensität	50-55% HfReserve	>4min bei 50-55% HfReserve >4 min bei 60-70% HfReserve	Trainingsin-tensität	50-55% HfReserve	>4min bei 50-55% HfReserve >4 min bei 60-70% HfReserve
Trainingsherz-frequenz	134-141 S/min	>131-138 S/min >148-159 S/min	Trainingsherz-frequenz	134-141 S/min	>131-138 S/min >148-159 S/min
Trainings-dauer	30 min	30 min	Trainings-dauer	40 min	40 min
Trainingsgerät	Crosstrainer	Fahrrad	Trainingsgerät	Crosstrainer	Fahrrad
Woche 5	Dienstag	Donnerstag	Woche 6	Dienstag	Donnerstag
Trainingsziel	Grundlagen-ausdauer GA1+2	Grundlagen-ausdauer GA1+2	Trainingsziel	Grundlagen-ausdauer GA1+2	Grundlagen-ausdauer GA1+2
Trainingsme-thode	Extensive DM	Extensive DM	Trainingsme-thode	Variable DM	Variable DM
Trainingsin-tensität	55-65% HfReserve	55-65% HfReserve	Trainingsin-tensität	>3 min bei 60-65% HfReserve >3min bei 70-80% HfReserve	>3 min bei 60-65% HfReserve >3min bei 70-80% HfReserve
Trainingsherz-frequenz	141-155 S/min	141-155 S/min	Trainingsherz-frequenz	>145-152 S/min >159-172 S/min	>145-152 S/min >159-172 S/min
Trainings-dauer	50 min	50 min	Trainings-dauer	60 min	60 min
Trainingsgerät	Crosstrainer	Fahrrad	Trainingsgerät	Crosstrainer	Fahrrad

3.3 Begründung zum Mesozyklus

Im Mesozyklus eins beginnt der Kunde mit dem Ausdauertraining mit zwei Trainingseinheiten pro Woche. Als Trainingsgerät wurde für die variable Dauermethode das Fahrradergometer

13

gewählt, da sein Leistungszustand schlecht ist und bei dem Umstellen des Gerätes es am besten ist, wenn der Kunde sitzt um Verletzungsrisiken zu vermeiden. Er muss sich auf dem Fahrrad am wenigsten auf seine körperliche Koordination konzentrieren. Die anfängliche Belastungsdauer liegt bei 20 Min. und steigert sich die ersten dreimal um 5 Minuten und ab der vierten Woche um 10 Min. Die Einteilung wurde bewusst so gewählt, um eine Überforderung am Anfang zu vermeiden und den Kunden am Anfang an die Belastung zu gewöhnen. Im soll es nach dem Training gut gehen und er sollte nicht total erschöpft sein, damit er sein Training weiter macht. Das Fahrrad ist geeignet für Personen die untrainiert und auch übergewichtig sind. Der Bewegungsablauf ist dem Kunden bekannt und somit einfach. Watt Zahl etc. kann gut und separat eingestellt werden. Der Crosstrainer ist auch für Übergewichtige und Einsteiger geeignet aber auch für Büroarbeiter. Vorteile für unseren Kunden sind ein einfacher und angenehmer Bewegungsablauf und auch der Ganzkörpereinsatz. Nach der sitzenden Büroarbeit wird der komplette Körper bewegt. Als Trainingsziel soll die Grundlagenausdauer (GA 1) trainiert werden. Diese Art von Training führt zu einer Aktivierung des Fettstoffwechsels. Zudem findet die Ökonomisierung und Stabilisierung des Herz-Kreislauf-Systems statt. Beide Effekte sorgen dafür, dass sich die aerobe Leistungsfähigkeit verbessert (Hottenrott & Neumann, 2016, S. 62). Durch eine höhere Trainingsdauer könnte ein höherer Kalorienverbrauch aufgrund des besseren Stoffwechsels entstehen (Zintl & Eisenhut, 2009, S. 142). Da der Kunde aber nur zweimal pro Woche Zeit hat, wird die Länge der Trainingseinheit erhöht und auch die Intensität. Der Kunde startet mit 20 Minuten Ausdauertraining in der ersten Woche und das Ziel in der sechsten Woche sind 60 Minuten Ausdauertraining. Die Intensität wird jeweils immer nach zwei Wochen um 5% angehoben bei der extensiven Dauermethode, um den Kunden weiter zu fordern. Die variable Dauermethode wurde verwendet, um das Training ein bisschen abwechslungsreich zu gestalten. Somit trainiert der Kunde einmal die Woche unter einer gleichbleibenden Belastung und einmal die Woche unter einer höheren und niedrigeren Belastung. Bei der variablen Dauermethode wird eine Intensität von 45-80% angegeben. Somit wurde in den ersten beiden Zyklen eine Intensität von 45-50% für die langsamen vier Minuten gewählt. Für die intensiven vier Minuten wurde eine Intensität von 50-60% gewählt. Die intensiven Minuten haben eine größere Spanne nämlich 10% bei der Intensität und werden alle zwei Wochen auch um 10% erhöht. Die weniger intensiven Minuten haben eine Spanne von 5% und werden auch alle zwei Wochen um 5% erhöht. Ziel ist es, dass in der ruhigen Phase der Herzschlag langsamer wird und der Sauerstoffdefizit ausgeglichen werden kann, um für die kommende intensive Belastung genügend Sauerstoff für die zubringende Leistung zu haben. Somit wird auch die Herzarbeit ökonomisiert nämlich dahingehend, dass es nur dann mehr und schneller pumpt, wenn es auch wirklich nötig ist. Der Ruhepuls und der Blutdruck kann so runter gehen. Die extensive Dauermethode ist gewählt worden, damit der Kunde seine Grundlagenausdauer aufbauen kann. Gerade für Trainingseinsteiger eignet sich diese Form sehr gut. Mit der variablen Dauermethode wird der Kunde auch auf ein späteres anaerobes Training vorbereitet. In Woche fünf und sechs wurde zweimal die Woche dieselbe Trainingsmethode gewählt, um zum einen Abwechslung rein zu bringen, und zum anderen das der Kunde mal beide Dauermethoden auf beiden Ausdauergeräten ausprobieren kann. Bei der variablen Dauermethode wurde zuerst ein Intervall von 4 Minuten gewählt und in der letzten Woche dann von 3 Minuten um den Kunden nochmal zu aktivieren und zu motivieren. Es wurde ein Grundlagenausdauertraining (GA 1) gewählt dafür auch die extensive Dauermethode, welche für das Training am Besten ist (Neumann et al., 2007; Hottenrott, 2006). Das Ziel dieses Trainings ist es, die Grundlagenausdauer aufzubauen und zu stabilisieren, den Fettstoffwechsel zu aktivieren und zu verbessern. Die aeroben Leistungsfähigkeit wird auch ausgebaut und die Ökonomisierung der Herz-Kreislauf-Arbeit findet statt. Im Zyklus fünf und sechs kommt dann noch die Grundlagenausdauer 2 hinzu, um die Ausdauer auf ein höheres Niveau zu heben. Das Sauerstofftransportsystem wird weiter entwickelt und die Laktattoleranz hoch gesetzt.

4 Literaturrecherche

In der Tabelle 14 werden zwei Studien verglichen zu dem Thema „Effekte des Ausdauertrainings bei arterieller Hypertonie."

Tabelle 14: Eigene Darstellung eines Studienvergleichs zu den Effekten des Ausdauertrainings bei arterieller Hypertonie

	1.Studie von R. Meißner	2. Studie von S. Vlatsas
Studientitel	Effekte eines 12-wöchigen Ausdauertrainings auf die körperliche Leistungsfähigkeit und den psychischen Zustand von Patienten mit isolierter systolischer Hypertonie.	Kardiovaskuläre Effekte eines aeroben versus eines isometrischen Trainings bei arterieller Hypertonie.
Autor der Studie	Romy, Meißner	Stergios Vlatsas
Erscheinungsjahr	2011	2015

Gestellte Forschungsfrage	Wie sind die Auswirkungen eines zwölfwöchigen Trainingsprogramms, auf die körperliche Leistungsfähigkeit von älteren Patienten mit einer ISH (isolierte systolische Hypertonie). Zudem wurde das Auftreten von Blutdruckspitzen während des Trainings und der spiroergometrie untersucht.	Was eignet sich bei einer arteriellen Hypertonie besser? Ein aerobes- oder ein isometrisches Faustschlusstraining? Entsteht ein nennenswerter Unterschied des systolischen 24h-Blutdrucks nach dem 12-wöchigen Training im Vergleich zum Ausgangsblutdruck?
Verwendete Versuchspersonen	Es wurden 51 Patienten aus der Blutdrucksprechstunde der Charitè-Universitätsmedizin Berlin rekrutiert. Es bestehen keine Angaben zum Alter, Geschlecht und Gesundheitszustand der Testpersonen. Jedoch wurde vorab eine Untersuchung mit allen Testpersonen durchgeführt die ein Ruhe-und Belastungs-EKG beinhalten. Ebenso eine Laufbandspiroergometrie, eine Langzeit-Blutdruckmessung und eine Echokardiografie des Herzens.	Es nehmen 70 Hypertonie Patienten teil, die medikamentös behandelt werden oder einen Blutdruck von < 140/90 mmHg ohne medikamentöse Behandlung haben.
Versuchsaufbau der Studie	Die Teilnehmer wurden in eine Trainings- und Kontrollgruppe eingeteilt. Die Probanden der Trainingsgruppe (24 Teilnehmer) trainierten für insgesamt 12 Wochen dreimal wöchentlich auf dem Laufband nach einem Intervallschema. Die Kontrollgruppe (27 Teilnehmer) führte kein Sportprogramm durch.	Die Patienten werden in 3 Gruppen eingeteilt. Gruppe 1 beinhaltet 25 Patienten, die über einen Zeitraum von 12 Wochen ein isometrisches Training fünfmal pro Woche durchgeführt haben (Faustschlusskontraktion mit 30% der maximal Kraft). In der 2 Gruppe (Placebo) waren 23 Patienten einbezogen, die dasselbe Protokoll wie die aktive Gruppe durchgeführt ha-

		ben, allerdings mit einem Placebo-Gerät (Kontraktion mit 5% der maximal Kraft). In der Gruppe wurden 22 Patienten motiviert, entsprechend der Leitlinien fünfmal pro Woche 30-45 Min. aerobes Ausdauertraining zu betreiben. Während der Studie hat keine Veränderung der Medikamentation oder Intervention stattgefunden. Es wurden zudem die Parameter der arteriellen Gefäße bestimmt, wie der Augmentatonsindex, der Pulsdruck, der zentrale Aortendruck, die Pulswellengeschwindigkeit und die Gefäßelastizität sowie der totale periphere Widerstand.
Ergebnisse bzw. Schlussfolgerung	Die maximale Leistungsfähigkeit der Patienten hat sich nach dem 12-wöchigen Training signifikant von 153,4 auf 197,7 Watt verbessert. Bezüglich des systolischen Blutdrucks wurde eine Senkung von 185,2 auf 153,8 mmHg festgestellt. Der Laktatwert sank von 1,6 auf 0,9 mmol/l. Die Herzfrequenz von 111,4 auf 92,9 S/min. Während der zweiten Belastungsstufe, zeigten sich nennenswerte Veränderungen bei den Patienten der Trainingsgruppe. In der Kontrollgruppe trat nur bezüglich des systolischen Blutdruckwertes eine Veränderung von 189,3 auf 167,1	Das aerobe Training führt zu einer statistisch signifikanten Senkung sowohl des systolischen als auch des diastolischen Blutdrucks in der 24h-Blutdruckmessung (systolisch von 129,1 aus 122,7 mmHg) und (diastolisch von 79,5 auf 76,7 mmHg). Zusätzlich wurde eine Verbesserung der Elastizitätsindices der kleinen (3,8 auf 5,4) und der großen Gefäße (9,9 auf 11,5) festgestellt. Der totale periphere Widerstand sank von 1798 auf 1581 dyn*s/cm5. Das isometrische Training hatte kein Einfluss auf die Blutdrucksenkung. Die Studie zeigt, dass ein aerobes Trai-

	mmHg auf. Nur bei einem Patienten konnte ein erhöhter Blutdruckwert während des Belastungstests und der Anzahl der Blutdruckspitzen im Training festgestellt werden. Somit ist nicht belegt, dass im Training regelmäßige Blutdruckspitzen auftreten bei Patienten mit hohem Blutdruck. Durch die Verbesserung der Werte besteht Anlass weitere Untersuchungen anzustellen bei Patienten mit einer systolischen Hypertonie, da man eine Verbesserung durch das Ausdauertraining feststellen konnte.	ning bei Hypertonikern blutdrucksenkende Effekte hat, wohin gegen das isometrische Faustschlusstraining keine Veränderung bringt.

5 Literaturverzeichnis

Benecke, A. & Vogel, H. (2003). *Gesundheitsberichterstattung des Bundes Heft 16. Übergewicht und Adipositas.* Robert-Koch-Institut. Berlin

Eisenhut, A. & Zintl, F. (2013). Ausdauertraining. *Grundlagen, Methoden, Trainingssteuerung* (Sportwissen, 8. Aufl.). München: BLV

Hottenrott, K. & Neumann, G. (2016). *Trainingswissenschaft.* Ein Lehrbuch in 14 Lektionen (7. Ausg.) Aachen: Meyer & Meyer

Insitut für Prävention und Nachsorge (IPN). (2004). *IPN-Test-Ausdauertest für den Fitness- und Gesundheitssport.* Köln: Institut für Prävention und Nachsorge

IPN. (2004). *IPN-Test-Ausdauertest für den Fitness-und Gesundheitssport.*Köln: IPN

Kettenis, L. & Eifler, C. (2018). *Gesundheitsorientiertes Ausdauertraining.* Saarbrücken.

Landmesser, U. (2011). *Bluthochdruck: Richtiges Ausdauertraining kann ihn senken.* Pressemitteilung der deutschen Herzstiftung.

Meißner, R. (2011). *Effekte eines 12-wöchigen Ausdauertrainings auf die körperliche Leistungsfähigkeit und den psychischen Zustand von Patienten mit isolierter systolischer Hypertonie.* Dissertation, Medizinische Fakultät Charitè-Universitätsmedizin Berlin. Berlin.

Vlatsas, S. (2015). *Kardiovaskuläre Effekte eines aeroben versus eines isometrischen Trainings bei arterieller Hypertonie.* Dissertation, Medizinische Fakultät Charitè-Universitätsmedizin Berlin. Berlin.

Zintl, F. & Eisenhut, A. (2001). *Ausdauertraining Grundlagen Methoden Trainingssteuerung* (5.Überarb. Aufl.). München: BLV.

6 Abbildungs- und Tabellenverzeichnis

6.1 Abbildungsverzeichnis

6.2 Tabellenverzeichnis

BEI GRIN MACHT SICH IHR WISSEN BEZAHLT

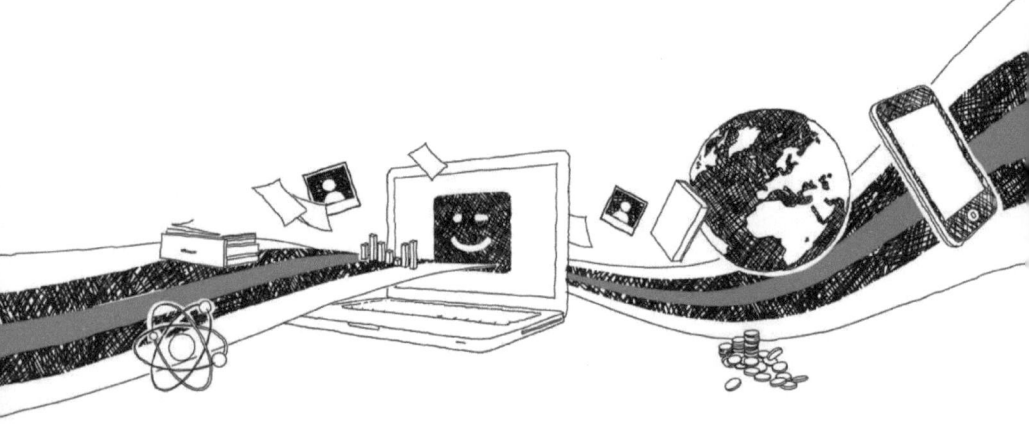

- Wir veröffentlichen Ihre Hausarbeit,
  Bachelor- und Masterarbeit

- Ihr eigenes eBook und Buch -
  weltweit in allen wichtigen Shops

- Verdienen Sie an jedem Verkauf

**Jetzt bei www.GRIN.com hochladen
und kostenlos publizieren**

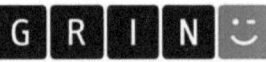